OBSERVATIONS

DE

VAGIN ET DE COL DE L'UTÉRUS

DOUBLES

ET

D'ABSENCE DU VAGIN

PAR

LE Dr A. WILLEMIN

MÉDECIN INSPECTEUR-ADJOINT DES EAUX DE VICHY

Vice-président de la Société de médecine de Strasbourg

Chevalier de la Légion d'Honneur et de l'Ordre de Charles III d'Espagne

STRASBOURG,

IMPRIMERIE DE G. SILBERMANN, PLACE SAINT-THOMAS, 3.

1864.

OBSERVATIONS

VAGIN ET DE COL DE L'UTÉRUS

DOUBLES

ET

D'ABSENCE DU VAGIN.

Le vice de conformation qui consiste en la duplicité du vagin et de l'utérus est un phénomène peu commun ; la science en a pourtant recueilli un certain nombre de cas. L'un des plus remarquables est celui dont les dessins ont été publiés en 1752, à Strasbourg, par Eisenmann, professeur d'anatomie à la Faculté de médecine de cette ville[1]. En 1790, le célèbre chirurgien Louis lut à l'Académie de chirurgie un Mémoire[2] où il rassembla les observations d'utérus et de vagin doubles publiées jusqu'à lui. Ces faits ont été reproduits, avec d'autres plus récents, en 1826 par Cassan[3]. Cet auteur donne le dessin d'un cas semblable observé par lui dans le service de M. Duméril. M. Cruveilhier en a figuré quelques-uns dans son *Anatomie pathologique*[4]. Le professeur Rokitansky en a réuni un plus grand nombre dans un Mémoire publié en

---

[1] Quatre tables anatomiques représentant une observation très-rare d'une double matrice, mis au jour par ordre de la Faculté de médecine de Strasbourg, par H. Eisenmann. Strasb. 1752.

[2] Ce mémoire inédit a été publié dans les *Archives générales de médecine*, juin 1836, p. 137.

[3] *Recherches anatomiques et physiologiques sur les cas d'utérus double et de superfétation*. Paris 1826.

[4] *Anatomie pathologique du corps humain*, in-fol., t. I, 4e liv., pl. 5.

1838 [1]. Plusieurs observations ont été rapportées dans les journaux de médecine et dans les traités d'accouchements et de maladies des femmes. Dans la *Gazette médicale de Strasbourg* [2], le docteur Lesaing, de Blamont, a publié un fait très-intéressant, sur lequel nous aurons à revenir. Récemment, le professeur Kussmaul, de Heidelberg, dans son livre sur les anomalies de l'utérus [3], a rassemblé presque tous les cas connus de duplicité de l'utérus et du vagin.

Voici l'observation que nous avons dernièrement recueillie :

I.

Observation de vagin et de col de l'utérus doubles.

Catherine L..., née dans le département du Bas-Rhin, âgée de vingt-quatre ans, fille publique à Strasbourg, de petite taille, de constitution assez délicate, de tempérament mixte, réglée pour la première fois à dix-neuf ans, a commencé à exercer sa profession à l'âge de dix-huit ans, sans se douter qu'il existât chez elle aucune anomalie.

Au bout d'un an elle entra à l'hôpital pour des pustules muqueuses. En l'examinant avec attention, le professeur Küss, chargé du service, reconnut la présence d'une cloison verticale adossée à la paroi gauche de l'orifice du vagin. Son doigt engagé entre cette paroi et la cloison parcourut un nouveau conduit vaginal. Il eut quelque peine à y introduire un speculum étroit, à l'aide duquel il découvrit un second col utérin.

La menstruation a été régulière, sauf dans deux circonstances, où elle fut en retard de trois et de quatre mois; au bout de chacun de ces termes, la malade rendit des caillots de sang. Il n'y a jamais eu conception. Une particularité fort digne de remarque a été observée par le médecin chargé de la visite sanitaire. M. Strohl a constaté une fois que l'écoulement menstruel existait exclusivement d'un côté, l'autre vagin ne

---

[1] *Ueber die sogenannten Verdoppelungen des Uterus* (*Medizinische Jahrbücher des k. k. öst. Staates*, neue Folge, B. XVII, S. 39).

[2] *Gaz. méd. de Strasb.*, 1844, p. 107.

[3] *Von dem Mangel, der Verkümmerung und Verdopplung der Gebärmutter* etc. Würzburg 1859.

contenant pas trace de sang. Dernièrement encore, cette femme a remarqué que ses règles ont paru à gauche, six jours après qu'elles avaient débuté à droite. Elles ont habituellement une durée de quatre à cinq jours et sont abondantes.

Cette jeune fille a trois sœurs vivantes; l'une habite Strasbourg, exerçant la même profession, et ne présente aucune anomalie; les deux autres, questionnées par elle à ce sujet, n'auraient, dans leur conformation, rien de particulier, non plus qu'aucune personne de sa famille.

Aujourd'hui (1er février 1864) voici ce qu'apprend l'examen de la fille L... :

Le bassin est bien conformé, le ventre plat, le pénil garni de poils. Les grandes et les petites lèvres, ainsi que le clitoris sont à l'état normal; il existe, de chaque côté, des caroncules bien développées et symétriques. Mais le milieu de l'orifice vaginal est occupé par une cloison charnue, recouverte d'une muqueuse exactement semblable à celle du vagin. Cette cloison, épaisse de 5 millimètres environ à son bord, est plissée; un repli, qui la termine en bas, occupe, sous forme de caroncule, l'entrée de la fosse naviculaire. En introduisant à la fois un index dans chacun des conduits, longs de 9 centimètres environ, que sépare cette cloison, on la sent partout d'égale épaisseur (3 à 4 millimètres) et se prolongeant jusqu'à l'utérus.

Au lieu d'un col il en existe deux : celui de droite est arrondi, de forme et de grandeur normales; mais le plan du museau de tanche est oblique de dehors en dedans et de haut en bas. Le col gauche semble plus petit, sa face interne étant rendue très-courte par l'insertion de la cloison; le plan de l'orifice est oblique comme à droite, de telle sorte que ces deux plans forment un angle obtus, dont le sommet, dirigé en bas, répondrait à l'insertion de la cloison vaginale. Au speculum, le col droit apparaît bien détaché, avec l'orifice arrondi d'une matrice vierge; le col gauche a son orifice légèrement triangulaire, plus rapproché de la cloison.

J'ai introduit, avec M. Strohl, deux sondes de Simpson simultanément dans chacun des deux cols, où elles ont pénétré à quelques centimètres de profondeur sans se rencontrer. M. le professeur Stoltz, en répétant cet examen, a constaté que, du côté droit, la sonde ne franchissait pas au delà de la longueur ordinaire du col; à gauche, au contraire, elle pénétrait, en suivant une direction oblique de dehors en dedans et de bas en haut, à 6 centimètres environ de profondeur jusqu'au fond de la cavité de l'utérus.

La cloison qui, dans ces cas anormaux, sépare les deux vagins, présente de grandes différences quant à son étendue et à sa situation.

Ainsi elle peut être complète comme dans l'observation précédente, ou partielle.

Mon excellent confrère M. Strohl m'a fait voir dernièrement une autre fille qui offrait le même cloisonnement vertical de l'orifice du vagin, que la fille L...; mais la cloison ne se prolongeait pas jusqu'à la rencontre du col de l'utérus, qui était unique ; elle cessait à 2 centimètres environ au devant du col, où les deux vagins se confondaient en un seul.

Lisfranc a rapporté, dans sa *Clinique chirugicale de la Pitié*[1], l'observation d'une femme chez laquelle la cloison s'étendait depuis la partie la plus inférieure du vagin jusqu'au col de l'utérus, avec lequel elle n'avait aucune adhérence. On s'en assurait, comme dans le cas précédent, à l'aide du doigt indicateur, qui passait facilement en haut, de l'une des cavités dans l'autre ; elles paraissaient avoir la même dimension. Cette femme, âgée de vingt-six ans, n'avait pas eu d'enfant ; la matrice semblait normale.

Une disposition inverse existe dans d'autres cas, comme dans celui dont Kussmaul a donné la figure[2]. Il s'agit d'une jeune fille morte, à l'âge de vingt-deux ans, d'une fièvre typhoïde, et dont l'autopsie fut faite par le docteur Schuberg, de Carlsruhe. L'utérus est divisé en deux moitiés égales par une cloison mitoyenne qui se continue dans le vagin seulement jusqu'à son tiers supérieur.

Dans l'observation de Cassan[3], relative à une fille de trente ans, l'utérus était bicorne, et la cloison vaginale cessait « à un pouce au-dessus de l'orifice inférieur du vagin. »

---

[1] T. II, p. 138 (1842).
[2] *Op. c.*, p. 187.
[3] *Op. c.*, p. 31.

Quant à la situation de la cloison, elle offre aussi de grandes variations. Elle était médiane dans l'observation d'Eisenmann, dont le sujet est une jeune fille vierge, à l'autopsie de laquelle on trouva deux vagins parallèles, parfaitement égaux et terminés à leur orifice inférieur par deux hymens semi-lunaires, symétriquement placés de chaque côté de la bride mitoyenne qui terminait la cloison. Il existait deux cols utérins, et le corps de la matrice était, comme le vagin, séparé par une cloison médiane, dans toute sa longueur.

La même disposition se rencontrait chez une malade de Chiari[1]. Cette femme, âgée de trente-deux ans, rachitique, parvenue au terme de sa première grossesse, mourut d'éclampsie pendant le travail de l'accouchement, qui avait été provoqué. L'enfant fut extrait par l'opération césarienne. L'autopsie fit voir que le vagin et la matrice étaient séparés par une cloison mitoyenne. La grossesse avait eu lieu dans la moitié droite, où l'on trouva encore le placenta; la moitié gauche était tapissée d'une fausse membrane épaisse.

La cloison était également mitoyenne sur une pièce présentée à la Société anatomique par A. Bérard, et dont le dessin est donné par M. Cruveilhier[2]. La matrice était bicorne et le vagin double. La femme s'était mariée trois fois; elle n'avait eu qu'un seul enfant à l'âge de dix-neuf ans; l'accouchement avait eu lieu à terme et avait été très-laborieux.

Chez une fille de vingt-trois ans, dont M. Rossignol a donné l'observation[3] et qui était entrée à Saint-Lazare pour une uréthrite, il existait deux vagins et deux cols d'utérus. L'ouverture du vagin droit était un peu plus évasée, mais le spéculum se développait au même degré dans les deux. Comme dans notre observation aussi, deux stylets introduits par les deux museaux de tanche ne communiquaient pas. « La fille ignorait qu'elle eût rien de particulier et utilisait, sans s'en rendre compte, ses deux vagins. »

D'autres fois, les deux conduits ont été trouvés plus ou moins inégaux.

---

[1] Grossesse dans des cas d'anomalie de conformation de l'utérus (*Prager Vierteljahrsschrift*, 1854, XI, B. 2).

[2] *Anatomie pathologique*, in-fol., t. I, 4e liv., p. 5.

[3] *Gazette des Hôpitaux*, 1856, p. 142.

Cette inégalité peut être temporaire, comme elle l'a été chez la fille L..., et résulter simplement du non-usage de l'un des canaux, qui acquiert les dimensions de l'autre dès qu'il a suffisamment servi aux rapports sexuels. Tel était aussi le cas de la malade de Cassan, où l'amplitude plus grande du vagin gauche semble à cet auteur devoir être attribuée aux « rapports plus fréquents qu'il avait servi à établir. »

Mais l'inégalité peut être réelle, et l'un des conduits se termine souvent alors en cul-de-sac. Une des observations les plus remarquables sous ce rapport est celle qui a été publiée par le docteur Lesaing dans la *Gazette médicale de Strasbourg*. La duplicité du vagin fut reconnue au moment de l'accouchement et dans des circonstances très-dignes d'attention. Le vagin droit, le seul que l'on connût, se terminait en haut en un cul-de-sac où il fut impossible de trouver de col utérin, et pourtant le travail commençait. Notre confrère finit par découvrir, entre la grande et la petite lèvre gauche, une petite ouverture dans laquelle il engagea avec peine son doigt. Elle donnait accès dans un conduit très-étroit, dont le sommet dilaté embrassait le col utérin double. Comment donc la conception avait-elle pu se faire ? A l'extrémité de la cloison qui séparait ces deux conduits si inégaux, tout près du col, il existait une petite ouverture « à travers laquelle le sperme avait sans doute été projeté au moment de la copulation. » Le col utérin étant dirigé très-obliquement à gauche, le docteur Lesaing résolut de faire la section de la cloison vaginale entre deux ligatures passées au fond du vagin à travers l'orifice de la cloison. L'accouchement fut terminé au forceps, et les suites en furent heureuses pour la mère et pour l'enfant.

Purcell, de Dublin, a publié, dans les *Philosophical transactions*[1], une observation très-intéressante. La femme qui en fait l'objet, parvenue au neuvième mois de la grossesse,

---

[1] 1774, vol. 64, p. 474. La pièce se trouve à Londres dans le *Museum of the royal college of surgeons*. Quand R. Lee l'examina en 1832, *il ne trouva pas de caduque* dans la corne gauche.

Je ferai remarquer en passant, pour l'instruction des partisans du rôle spécial attribué à chacun des ovaires pour la procréation d'individus d'un seul sexe, que « la corne (droite) imprégnée n'avait pas la moindre communication avec l'ovaire ni la trompe gauches, et pourtant elle contenait un fœtus du sexe féminin. »

mourut pendant le travail. Un fœtus à terme fut trouvé dans la matrice ou plutôt dans la corne droite; la gauche était réunie à la droite sous un angle aigu, dans une hauteur de 6 millimètres seulement. Le vagin gauche se rétrécit de plus en plus à partir de la vulve, pour finir en cul-de-sac; le droit va au contraire en s'élargissant et embrasse l'orifice des deux cols utérins. Toutefois, sous le col gauche il existe à la cloison un orifice à bords mousses, par lequel, comme dans l'observation précédente, la fécondation eût sans doute pu se faire.

Notre distingué confrère M. Kœberlé a bien voulu me montrer une pièce du même genre, mais plus curieuse encore. Il existe deux cols utérins embrassés par deux vagins; le vagin droit, très-étroit, présente lui-même deux *diverticula* allongés et de très-petit calibre; il se termine en cul-de-sac près de la vulve. Là il communique avec le vagin gauche, de calibre normal, par un petit orifice à bords mousses, qui conduit, par des sinus étroits, aux différentes loges en lesquelles le vagin droit est divisé.

La onzième observation de Rokitansky est relative à une jeune fille de quinze ans, chez laquelle il existait un utérus bicorne; le vagin gauche était seul complet et muni d'un hymen; le vagin droit était plus étroit que le gauche et se terminait en cul-de-sac à mi-chemin. Dans ce cas, le rein droit manquait; le gauche était gros, et avait son hile dirigé en avant.

Cassan a parlé [1] d'un cloisonnement horizontal qui aurait divisé le vagin en deux conduits, l'un antérieur, l'autre postérieur. Cette anomalie aurait existé sur une pièce dont Grauel a donné la figure et la description [2]. L'utérus est bicorne; le col double; « le vagin, simple à ses deux extrémités, est divisé en partie antérieure et en partie postérieure, dans l'espace de deux travers de doigt, par une cloison transversale. »

Ayant peine à comprendre un vice de conformation si contraire à ce que nous savons sur le mode de formation des or-

---

[1] *Loc. cit.*, p. 14.
[2] *De superfœtat. dissert.* Argentor. 1738, fig. I, p. 31.

ganes génitaux , j'ai recherché la thèse de Grauel, et à la dernière page, qui contient l'*Explication des figures*, j'ai trouvé, sous la lettre I, l'indication suivante : *Septum intermedium, vaginam in partem dextram et sinistram dirimens (quod B. L. p. 51 corrigere velit).*

Purcell mentionne[1] un fait publié par Haller dans ses *Opuscula pathologica*. C'est celui d'une jeune dame qui avait deux matrices et deux vagins. « *One of these vaginæ was anterior and communicated with the right womb, the other was posterior and led to the left.* » Je n'ai pu me procurer le texte de Haller ; mais je crois qu'il y a lieu d'adopter l'interprétation que M. Stoltz m'a donnée de ce fait. On sait que, pour toucher les femmes en Angleterre, on les fait coucher sur le côté ; dans cette position , une cloison verticale devient horizontale, et les deux vagins se trouvent superposés. Il serait difficile de s'expliquer autrement comment deux canaux, placés l'un au-dessus de l'autre, dans la situation droite de la femme, pourraient conduire, l'un à la moitié droite, l'autre à la moitié gauche du col de l'utérus.

Nous indiquerons seulement ici les cas très-différents de ceux qui nous occupent, et où, au lieu de diviser l'organe parallèlement à sa longueur, une cloison l'intercepte perpendiculairement, de manière à former deux cavités se faisant suite l'une à l'autre.

L'une des trois observations publiées par M. Rossignol[2] contient la description d'un diaphragme placé transversalement dans le vagin et percé à son centre d'un trou ayant la dimension d'une plume d'oie.

M. Danyau a rapporté[3] un exemple de dystocie causée par un cloisonnement transversal du vagin. Dans un premier cas mentionné par cet accoucheur, et où il existait une cloison verticale percée d'un petit orifice n'admettant qu'un stylet ordinaire, l'accouchement s'était fait tout seul. Chez sa malade il avait reconnu la présence d'une cloison transversale vers le milieu de la hauteur du vagin ; elle présentait une ouverture circulaire de 12 à 15 millimètres de diamètre. Les

---

[1] *Philosophic. Transactions*, vol. 64, p. 479.
[2] *Gaz. méd. des Hôpitaux*, 1856, p. 142.
[3] *Arch. gén. méd.*, 1841, t. X, p. 63.

deux moitiés de vagin, au moment du travail, s'engaînèrent l'une dans l'autre ; la moitié externe se renversa , la muqueuse en dehors ; M. Danyau fit des incisions multiples et termina l'accouchement à l'aide du forceps.

Dans les cas les plus ordinaires, où la duplicité du canal est produite par une cloison longitudinale aboutissant jusqu'à la vulve, chacun des deux conduits peut être terminé par un hymen , comme l'a figuré Eisenmann ; d'autres fois, comme chez la fille dont nous avons rapporté l'observation, le vagin le moins développé se termine par un orifice plus ou moins resserré , mais libre ; c'est ce qu'a constaté chez elle M. Küss. Dans le fait de Lesaing, l'ouverture du second conduit était « arrondie, lisse, ridée dans le sens de la circonférence.»

On a vu, par les exemples que j'ai rapportés , que la duplicité du vagin est généralement liée à la duplicité de la matrice ou du moins du col utérin. Quelquefois, mais rarement, on a observé un vagin double avec un col utérin simple. Meckel [1] dit n'en connaître que deux cas authentiques ; mais depuis la publication du livre du savant anatomiste, la science en a recueilli un certain nombre d'observations, parmi lesquelles nous indiquerons celle de M. Guyot [2] et celle de M. Godard [3]. J'en ai vu moi-même un exemple que j'ai cité plus haut, où la cloison vaginale ne s'étendait pas jusqu'au col de l'utérus, qui était simple.

Il n'entre pas dans mon sujet d'examiner les différences de forme qu'a fait connaître l'étude des matrices doubles. Je dirai seulement que le col utérin, presque toujours double lorsque le vagin l'est aussi, présente de grandes variétés de conformation. Tantôt les deux cols sont égaux et chacun est semblable à un col normal ; tantôt ils sont inégalement développés. Ainsi, dans l'observation de Lesaing , ce médecin ayant examiné la matrice vingt jours après l'accouchement, trouva les deux orifices très-rapprochés l'un de l'autre ; le col du côté droit était plus petit que le gauche et situé plus en arrière. Dans l'observation d'A. Bérard , déjà citée, les deux

[1] *Handb. der path. Anat.*, t. I, 1812, p. 673.
[2] *Bull. de la Soc. anat. de Paris*, 1854, p. 111.
[3] *Ibid.*, 1855, p. 435.

museaux de tanche étaient inégaux en dimension; il en était de même chez la fille L....

La disposition particulière que nous avons reconnue chez elle, et d'après laquelle le plan de chacun des deux museaux de tanche est oblique de dehors en dedans et de haut en bas, cette disposition existe aussi sur la pièce d'Eisenmann que j'ai été voir à notre Musée d'anatomie; dans les planches de l'auteur elle est peu marquée. On la rencontre aussi sur un dessin qui accompagne une dissertation soutenue à Berlin par Liepmann[1]; les deux museaux de tanche, dont le droit semble plus petit, regardent en dehors; de même dans la pièce du docteur Schuberg. La disposition inverse paraît exister dans la fig. 56 de Kussmaul[2]; les deux museaux de tanche sont obliques en sens inverse, de manière à former ensemble un angle dont le sommet est dirigé en haut; il semble qu'il en soit de même dans le dessin de Cassan.

Lorsqu'il y a duplicité du vagin et du col de l'utérus, la menstruation se fait le plus souvent régulièrement, comme s'il existait une matrice simple; en général elle a lieu des deux côtés à la fois. Dans un cas rapporté par M. Andrieux[3], l'écoulement sanguin ne paraissait que d'un côté, et, circonstance remarquable, du côté où non-seulement le vagin était plus étroit, mais le col utérin notablement plus petit. Kussmaul cite un autre cas[4], celui d'une jeune fille de dix-sept ans qui était réglée par le vagin gauche, où le museau de tanche était de beaucoup plus gros que du côté droit. Dans un cas de M. Godard[5], les règles ne se montraient pas toujours simultanément des deux côtés. Nous avons vu que chez la fille L... il y a parfois des irrégularités, à savoir un retard dans les menstrues d'un côté par rapport à l'autre. Dans le cas de grossesse, la sécrétion menstruelle se supprime ordinairement des deux côtés à la fois.

Ce vice de conformation n'oppose généralement aucun

---

[1] *De duplicitate uteri et vaginœ.* Diss. Berol. 1830.

[2] *Op. c.*, p. 223. Matrice double d'une malade de Spæth, morte au huitième jour des couches.

[3] *Annal. d'obstétriq.*, oct. 1843, p. 415.

[4] Il est tiré de *Salzb. med. chir. Zeitg.*, 1825. B. 2, S. 488.

[5] *Gaz. hebd.*, 4 juillet 1856, p. 484.

obstacle aux rapprochements sexuels. Le fait rapporté par Bœhmer[1] est difficile à comprendre. C'est celui d'une femme qui vécut de longues années mariée, sans que jamais l'acte conjugal pût être accompli. Kussmaul, qui le discute, suppose peu de puissance d'un côté et peu de bonne volonté des deux. Il est probable que l'art eût pu facilement lever l'obstacle. Nous rapprocherons de ce fait, peut-être unique, celui qu'a publié Lumpe[2]. Il s'agit d'une femme à la délivrance de laquelle il présida. Comme la précédente, elle avait un utérus et un vagin doubles; mais la cloison avait été séparée dans les deux tiers inférieurs et flottait comme un voile qui cachait tantôt le col utérin droit, tantôt le gauche; Lumpe attribue ce résultat aux efforts du coït.

Cette disposition anormale permet non-seulement la fécondation, mais souvent encore le libre développement du fœtus jusqu'à terme, ainsi que le prouvent un bon nombre d'observations. Osiander[3] accoucha deux fois une femme qui offrait ce vice de conformation; à la première couche, la cloison vaginale se rompit. Le même fait s'est présenté à la Maternité de Paris et est rapporté par M. Moreau[4]. A. Bérard a cité en 1845 à l'Académie de médecine l'histoire d'une femme à utérus bicorne avec une cloison vaginale prolongée jusqu'à la vulve, et qui avait mis au monde dix-sept enfants.

Dans quelques observations, on voit que l'accouchement s'est fait avant terme. Parfois il a été rendu difficile par une grande obliquité de la matrice, comme dans le cas de Lesaing. Parfois on a dû, comme dans ce dernier cas, sectionner la cloison. Cette petite opération devra être pratiquée lorsque la position de la cloison par rapport à celle des deux moitiés de l'utérus où la grossesse a lieu, fera obstacle à la sortie du fœtus. La duplicité du vagin a été cause quelquefois de singulières discussions: au moment du travail, deux médecins, non informés de cette anomalie, venaient à toucher la femme de deux côtés différents; l'un trouvait le col déjà entr'ouvert, tandis que l'autre affirmait qu'il n'y avait encore

---

[1] *Observ. anatom.*, t. II : obs. p. 58; pl. VI-VII.
[2] *Wiener Wochenblatt*, 1856, n° 33.
[3] *Handbuch der Entbindungskunst*, 1re partie, p. 327, note.
[4] *Traité pratique des accouchements*, t. I, 1838, p. 180.

aucune dilatation. Le fait s'est présenté, entre autres, à Tiedemann, et à M. Moreau pour la femme dont il a été question plus haut.

Le résultat de l'accouchement est quelquefois de déchirer la cloison; dans bien des cas elle a résisté à une et même à plusieurs couches.

Je ne puis aborder ici l'examen de la question si controversée de la superfétation, à laquelle l'anomalie que nous étudions semble pouvoir donner lieu. Bien des auteurs ont soutenu cette thèse; d'autres, parmi lesquels se range M. Stoltz, combattent leur conclusion en leur opposant de nombreux cas où la moitié de matrice non grosse présentait néanmoins une caduque, dont la présence devait s'opposer d'une part à la pénétration des spermatozoaires, et de l'autre à la réception et au développement d'un ovule.

Je me suis servi, dans le cours de cette note, de l'expression, adoptée par presque tous les auteurs, de *matrice double :* la duplicité de l'organe existe-t-elle réellement? Notre savant et honoré maître M. Stoltz, qui a bien voulu me donner, pour l'étude de ce sujet, de précieuses indications, n'admet point une véritable duplicité; la matrice est plus ou moins profondément divisée, elle est bilobulaire ou bicorne, mais elle n'est pas double, parce que jamais on n'a vu chacune des deux cornes avoir des annexes complètes, à savoir deux ovaires et deux trompes.

Quant à la duplicité du vagin, elle semblerait plutôt devoir être admise; en effet, un certain nombre de pièces, examinées avec soin, ont montré une cloison intermédiaire formée par l'adossement de deux membranes, « dans chacune desquelles on reconnaît toute l'épaisseur des parois du vagin, « unies entre elles au moyen d'un tissu cellulaire lâche qui « permet leur glissement facile.» C'est là ce que rapporte M. Cruveilhier au sujet de la pièce soumise à la Société anatomique par A. Bérard. De même, sur la pièce d'Eisenmann, les deux parois adossées, complètes chacune, sont unies par du tissu cellulaire. Dans le dixième cas du mémoire de Rokitansky, la « *columna rugarum anterior* se trouve dans les *deux* vagins en dedans, en grande partie sur la cloison; la colonne postérieure plus en dehors, vis-à-vis de l'antérieure. »

Dans ces cas, loin qu'il y ait surabondance d'organes, il y a imperfection d'organisation, comme le fait observer M. Cruveilhier. Ainsi se trouve confirmée la loi de Geoffroy Saint-Hilaire, d'après laquelle le fœtus humain passe par des modifications successives, dont chacune représente un état stable pour des espèces inférieures.

J'ai voulu connaitre ce que nous ont appris à cet égard les dernières recherches des anatomistes. Kœlliker dit[1] : « Il n'y a aucune raison de douter que, dans l'espèce humaine, l'utérus et le vagin ne se forment également à l'aide des canaux de Müller.... Il est certain que le fond de l'utérus provient de ces canaux, car cet organe est primitivement bicorne au troisième mois, et il ne se transforme que successivement par la fusion des deux cornes en un organe simple.» Or le vagin suit la même loi de développement ; car jusqu'au quatrième mois on ne voit aucune trace de séparation dans les canaux rudimentaires qui doivent former plus tard l'utérus et le vagin ; ce n'est qu'au cinquième, et mieux encore au sixième mois, que les deux organes commencent à se séparer.

Les recherches du savant professeur de Wurzbourg, confirmatives de celles de Thiersch, semblent donc devoir faire admettre que le vice de conformation dont nous nous sommes occupé, résulte effectivement d'un développement imparfait et irrégulier des organes génitaux.

Si l'anomalie constituée par un vagin double a passé quelquefois inaperçue pendant bien des années de la vie d'une femme, il n'en est pas de même d'un autre vice de conformation, qui est complémentaire en quelque sorte du précédent, et qui consiste en l'absence de vagin.

Dans ce cas, à l'époque ordinaire de la puberté, il ne survient aucune irruption menstruelle. Cependant la jeune fille prend tous les caractères extérieurs de la femme, les seins se développent, la voix acquiert son timbre particulier. Dans des cas plus rares, la voix est grêle, les traits du visage restent enfantins, les seins rudimentaires. Si la jeune fille ainsi conformée se marie, il y a nécessairement impossibilité à l'accomplissement de l'acte conjugal. C'est alors ordinairement

---

[1] *Entwicklungsgeschichte des Menschen....* Leipzig 1861, p. 451.

que le médecin est consulté ; c'est ainsi qu'en 1852, pendant mon séjour en Syrie, j'eus l'occasion de recueillir l'observation suivante.

II.

Absence partielle de vagin chez une femme de vingt ans.

Abda, femme de Gabriel, du village d'Araïa, Maronite, âgée de vingt ans, est d'un tempérament mixte, d'une bonne constitution. Elle a toujours eu une bonne santé, bien qu'elle n'ait jamais été réglée. Elle paraît n'avoir jamais éprouvé d'accidents dépendants du défaut de menstruation. Elle s'est mariée il y a un an et demi ; son mari cherche à la répudier, pour la raison qu'elle ne lui donne pas d'enfant.

Mon collègue le docteur Suquet fut chargé par l'évêque maronite de Beyrouth, d'examiner la jeune femme ; il m'adjoignit à lui, et voici ce que nous constatâmes.

Abda est bien conformée, fraîche, un peu replète. Les seins sont bien développés, durs. Le bassin est large ; la vulve, garnie de poils, ne présente rien d'anormal ; le clitoris est peu développé, les caroncules myrtiformes sont assez épaisses ; le périnée et l'anus à l'état normal ; la muqueuse de l'orifice vaginal est rosée.

L'index introduit dans la vulve, s'engage en haut, dans un conduit étroit qui le serre ; après y avoir cheminé l'espace de quelques centimètres, il se trouve tout à coup dans une vaste cavité, dans une poche dont il suit assez librement toutes les parois et qu'à sa position et à sa forme il est aisé de reconnaître pour la vessie. Malgré la dilatation de l'urètre, il n'y a point d'incontinence d'urine.

Lorsqu'on fait passer le doigt au-dessous et au delà de l'orifice dilaté de l'urètre, il arrive dans un conduit qui est évidemment le vagin ; mais à 4 ou 5 centimètres de l'orifice, le canal dont la largeur est normale, finit brusquement en cul-de-sac. Nous y glissâmes sans peine un spéculum à développement ; les parois ne présentaient rien d'anormal, mais le fond en était absolument lisse et uni, sans trace d'ouverture ou d'occlusion accidentelle.

Quand on introduisait simultanément un doigt dans le rectum et un autre dans la vessie, les deux doigts se rencontraient

en arrière, n'étant séparés que par une cloison membraneuse
assez mince, résultant de l'adossement de la vessie et de l'intestin. Le doigt porté le plus loin possible dans le rectum,
tandis que la main opposée était appliquée sur l'hypogastre,
ne sentait absolument aucun corps résistant interposé; l'utérus, s'il existe, doit être rudimentaire. Enfin, lorsqu'on por-
tait un doigt dans la vessie et un autre dans le vagin, le premier sentait l'extrémité du second arrêté dans le cul-de-sac,
et doublait celui-ci dont, à travers la paroi vésicale, il par-
courait le fond. Il était donc bien évident qu'à 4 ou 5 centimètres de son orifice le vagin cessait complétement.

On trouve dans les auteurs un certain nombre d'exemples
de ce vice de conformation qui peut exister à différents degrés. Tantôt le vagin manque entièrement, tantôt l'absence
de cet organe est partielle; il peut n'y avoir, comme dans
notre observation, qu'un cul-de-sac plus ou moins profond,
derrière la vulve; d'autres fois, tandis que la partie inférieure
manque totalement, on retrouve à quelques centimètres plus
haut la partie supérieure de l'organe; tel fut le cas d'une malade de De Hæn, dont l'observation a été souvent reproduite.
Enfin il arrive que le cul-de-sac vaginal cesse, comme nous
venons de le montrer, sans qu'aucun vestige d'organe lui
fasse suite; dans d'autre cas, le vagin rudimentaire est relié à
une matrice plus ou moins développée, par une lame de tissu
cellulo-fibreux. Cette disposition avait lieu chez une femme à
qui M. Stoltz parvint à créer un canal artificiel; l'observation a
été rapportée par M. Waille qui en a fait l'objet de sa thèse
inaugurale[1].

Dans ces cas, la matrice est représentée tantôt par un ren-
flement arrondi, imperforé, c'est ce qui existe dans un fait
décrit par Dance[2]; tantôt elle est constituée par deux cornes
tout à fait isolées. Rokitansky donne le dessin (1er cas, fig. I)
d'une pièce recueillie sur une femme de soixante ans; les
cornes ont le volume d'un haricot et leur cavité peut con-

---

[1] *De l'obturation vaginale.* Thèses de Strasbourg, 1834.
[2] *Arch. gén. de méd.,* 1829, t. XX, p. 548.

tenir une lentille. D'autres fois les cornes et les ovaires ont un volume plus grand. M. Stoltz conserve une pièce où deux cornes de l'utérus, du volume d'une forte amande, sont reliées par deux cordons imperforés, longs de 3 à 4 centimètres, à un col rudimentaire ; à la partie inférieure de ce même noyau aboutit la lame mince, transparente, de tissu cellulo-fibreux, qui remplace le vagin.

Les ovaires n'ont jamais manqué chez les femmes dépourvues de vagin, mais dont les seins étaient développés, et qui présentaient l'aspect général de leur sexe. Les ovaires devaient donc exister chez la jeune femme dont nous avons donné l'observation. Le sujet de la relation de Dance était une fille de vingt-sept ans, jouissant d'une bonne santé, ayant tous les attributs d'une femme parvenue à la puberté, et qui depuis quatre ans vivait en concubinage. Son rudiment de vagin avait un demi-pouce de profondeur ; il parut à Dupuytren avoir été produit par les efforts du coït ; il ne consistait en effet que dans un prolongement de la peau. Chez cette femme, les ovaires et les trompes étaient *plus développés* qu'à l'état normal.

M. Rossignol a publié en 1856 [1], à la suite de son observation de vagin double, un cas très intéressant d'absence de cet organe. Le sujet est une jeune fille de vingt-trois ans, choriste à l'Opéra, entrée à plusieurs reprises à Saint-Lazare pour différents accidents syphilitiques ; elle n'avait pas de vagin. Jamais elle n'avait été réglée et elle n'avait jamais eu d'hémorrhagie supplémentaire. Petite de taille, elle avait les traits du visage enfantins, la voix grêle, les seins rudimentaires ; elle affirmait n'avoir jamais éprouvé de désirs vénériens. « Cette jeune fille, dit l'auteur, a mille fois vendu sa virginité ; aussi actuellement possède-t-elle une sorte de cul-de-sac, de refoulement du pli que forme l'adossement des grandes lèvres, et qui admet tout au plus la phalange onguéale de l'indicateur. »

En opposition avec ce fait, on peut citer celui de Lisfranc [2] relatif à une femme dont le vagin n'avait primitivement qu'une

---

[1] *Gazette des Hôpitaux*, 1856, p. 142.
[2] *Maladies de l'utérus*, *d'après les leçons cliniques de Lisfranc*, par Pauly, 1836, p. 26.

longueur tout au plus d'un pouce à un pouce et demi et avait acquis, à la suite de rapprochements sexuels répétés, un calibre suffisant pour l'accomplissement facile et régulier de l'acte conjugal. D'autres auteurs ont cité des faits analogues [1]. La raison de cette différence dans les résultats obtenus se trouve dans la différence des degrés de ce vice de conformation ; la jeune fille de M. Rossignol n'avait aucun rudiment de vagin, chez la femme de Lisfranc, comme chez notre Maronite, il y avait un commencement d'organe.

Quand les efforts sexuels aboutissent à l'orifice de l'urètre, c'est ce canal qui subit la dilatation. On a vu que, chez la jeune femme dont j'ai donné l'observation, et qui était mariée depuis un an et demi, l'urètre admettait très-facilement l'indicateur. Plusieurs faits semblables ont été publiés. Ce qui est remarquable, c'est que cette dilatation considérable ne soit le plus souvent point suivie d'incontinence d'urine.

De quel traitement ce vice de conformation est-il passible ? Évidemment, dans un cas comme celui dont je viens de faire la description, lorsque le toucher par le rectum combiné avec le cathétérisme de la vessie, démontre qu'il n'y a aucun rudiment d'organe à la suite du cul-de-sac vulvaire, il ne peut s'agir d'opération. Si cette exploration a appris au contraire que du tissu plus ou moins résistant est interposé entre la vessie et l'intestin, la question peut alors se poser. Si, par le résultat du toucher rectal, on a lieu de supposer que l'utérus est développé, et que surtout il soit distendu par du sang menstruel retenu, l'opération qui consiste à diviser les tissus interposés entre le cul-de-sac vaginal et la matrice, est indiquée [2].

L'est-elle encore, malgré quelques succès obtenus, lorsqu'il n'existe aucun symptôme de rétention menstruelle, et que l'on n'a pas lieu de croire à un degré de développement normal de l'utérus ? Il peut se présenter, dit M. Waille (thèse citée, p. 21), des circonstances où la nature de l'obstacle et la disposition des parties, laissant entrevoir une issue facile et heureuse à l'opération, suffisent pour permettre au chirurgien d'agir ;

---

[1] Kussmaul, *op. c.*, p. 75 : faits de Kiwisch, Troschel et autres.

[2] Voir à ce sujet, dans la thèse de M. Waille, le procédé opératoire mis en pratique par M. Stoltz.

mais la plupart des accoucheurs qui se sont occupés de la question, et M. Stoltz lui-même aujourd'hui, sont d'avis qu'il est alors préférable de ne point faire courir à la femme les chances d'une opération dont le but ne légitime pas suffisamment l'intervention de l'art.

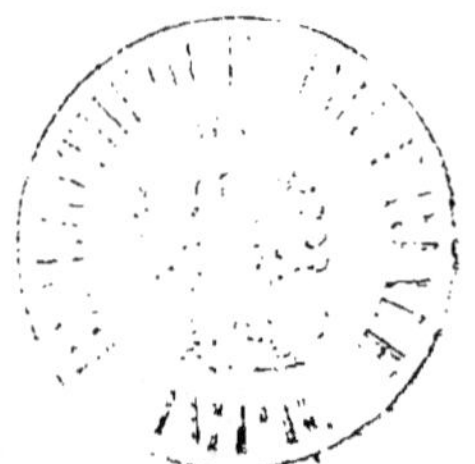